Guérin de Mammers

ANALYSES D'OUVRAGES

ET

ARTICLES DIVERS,

PAR M. GUERIN DE MAMMERS,

Docteur en médecine de la Faculté de Paris, etc.

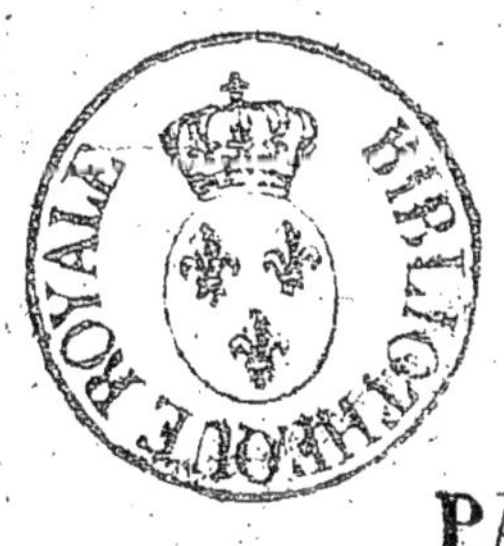

PARIS,

IMPRIMERIE DE FAIN, RUE RACINE, N°. 4,

PLACE DE L'ODÉON.

1825.

TRAITÉ CLINIQUE

ET PHYSIOLOGIQUE

DE L'ENCÉPHALITE

ET DE SES SUITES,

PAR M. J. BOUILLAUD, D.-M.-P., etc.

In-8. Paris; 1825.

Les anciens avaient dit : *Morbus non contra sed præter naturam*; parmi les modernes, M. Magendie a écrit : *La pathologie est la physiologie de l'homme malade*. Telle est la pensée inscrite au frontispice de l'ouvrage dont nous avons à rendre compte.

Tout l'esprit d'un auteur est dans son épigraphe, comme toute la sagesse d'un peuple dans ses proverbes; celle qu'a choisie M. B. prévient en sa faveur, elle nous engage à un examen attentif des diverses parties de son ouvrage. Voyons d'abord la préface, c'est là surtout que les auteurs se jugent.

M. B. veut que quand une science éprouve de grandes révolutions, et c'est actuellement le cas de la médecine, tout soit refait à neuf; c'est prononcer la sentence de plus d'un ouvrage moderne; mais c'est aussi notre avis; c'était, au reste, celui de Bacon.

Il établit en principe, en se servant des expressions d'un anatomiste célèbre : « Qu'il n'y a pas plus de phénomènes mor-» bides ou de symptômes, sans organes altérés, que de fonc-

---

* Extrait du *Bulletin universel des Sciences et de l'Industrie*, pubilé sous la direction de M. le baron de Férussac. IIIe. Section, sept. 1825.

» tions sans organes réguliers, que de mouvement sans ma-
» tière ». J'avais écrit dès 1821, par conséquent long-temps avant le laborieux et savant auteur des *Élémens d'anatomie générale* : « Il n'existe aucune maladie qui ne puisse et ne doive » être rapportée à la lésion d'un tissu particulier, d'un or- » gane ou d'un système d'organes ; l'altération des propriétés » est toujours postérieure à la lésion des tissus ; l'une ne peut » exister sans l'autre ; aucun agent n'a le pouvoir de produire » une maladie sans agir sur les tissus. La sensibilité ne peut » être conçue isolément ; séparée des corps vivans, elle n'a » plus d'existence réelle, à peu près comme l'attraction sé- » parée des corps inorganiques n'existe plus. » (*Essai sur quelques points de pathologie médicale*, p. 1, et p. 53; Paris, 1821.

Il y a, comme on le voit encore sur ce point, conformité d'opinions entre M. B. et nous.

Mais, quelle est la pensée de l'auteur, lorsqu'il avance que : « Ce n'est ni dans les symptômes, ni dans les altérations ana- » tomiques, mais bien dans la nature intime, dans la physio- » logie des maladies qu'il faut chercher les bases d'une classi- » fication naturelle ? » M. B. estime-t-il bien grand le nombre des divisions que peut fournir la donnée de la nature intime des choses ? Les maladies ne peuvent être que des irritations ou des états opposés, c'est-à-dire des *ab-irritations* suivant l'expression des uns, des *sédations* ou des *hyposthénies* suivant l'expression des autres. La pathologie ne peut donc dès-lors se composer que de deux classes ; mais, parmi les objets que comprend chacune de ces deux classes, n'y aurait-il aucune distinction à établir ? tout serait-il confondu ? Si la thérapeutique peut à la rigueur se trouver satisfaite des deux grandes divisions qui précèdent, parce qu'elles sont en effet pour elles fondamentales, le besoin d'étudier suivant un certain ordre, et plus encore la nécessité de se souvenir, si l'on veut n'avoir pas étudié en vain, n'exigent-ils pas impérieusement quelques sous-divisions ? et ces sous-divisions, où les trouver sinon dans la considération des symptômes et des lésions de tissus, dans le caractère commun, dans l'analogie que, sous ce double rapport, un plus ou moins grand nombre de maladies peuvent avoir entre elles ? En voulant en médecine refaire tout à neuf, M. B. regarderait-il comme impossible que quelques pièces des anciennes masures pussent servir au nouvel édifice ?

Pour nous, en rejetant des termes surannés tels que celui de *fièvre*, en tant du moins qu'il exprime non un symptôme complexe, mais une maladie propre ; celui de *pyrétologie* et autres pour des raisons plus ou moins analogues ; en rejetant comme absurdes, certaines conceptions telles que celles des maladies essentielles, c'est-à-dire sans cause et sans siége, nous pensons que tout chez nos devanciers n'est pas à dédaigner ; et comme division secondaire, celle des maladies d'après leurs symptômes et leur siége non-seulement nous paraît fort bonne à conserver, mais même absolument impossible à remplacer par aucune autre.

Pour la nomenclature, l'auteur veut aussi que les maladies ne tirent leur nom, ni des altérations organiques, parce qu'elles varient dans la même affection, suivant ses diverses périodes, ni des symptômes, c'est-à-dire des altérations fonctionnelles, chose également variable. Les mots ont une grande influence sur les choses. Personne ne blâmera ici M. B. d'y avoir attaché toute l'importance qu'il leur accorde. Le perfectionnement du langage ne peut venir qu'à la suite du développement des idées ; mais les progrès récens de la médecine, lui permettent de songer à épurer le sien, et c'est bien justement que M. B. veut en bannir le terme de *ramollissement* et autres employés pour désigner non un degré d'une affection donnée, mais l'affection elle-même.

Le reproche très-juste que M. B. fait à notre époque de répéter comme par écho que les faits seuls constituent la science, n'a pas été mérité par tout le monde. M. B. a peut-être lu ce qui suit, dans l'ouvrage que nous nous sommes déjà permis de citer, et qui aujourd'hui compte bientôt cinq années d'existence révolues. « Toute théorie qui n'est pas déduite de l'ob- » servation rigoureuse des faits est vaine et dangereuse; toute » pratique qui n'est pas dirigée par la théorie est une routine ; » voir et réfléchir sont deux choses inséparables, etc. (*Op.* » *cit.*, *avant-propos.* » Long-temps avant nous, n'avait-on pas dit, *medecina ars rationalis* ? Au reste, il n'est que trop vrai qu'une illustre école, par fatigue des faux systèmes et des vaines spéculations, s'était jetée dans un excès opposé, celui d'une sorte d'observation automatique, et que c'est depuis quelques années seulement que l'expérience et le raisonnement marchent véritablement d'accord vers un but commun, le perfectionnement général de la science.

M. B. n'hésite pas à rapporter à l'auteur des *Phlegmasies chroniques* et de l'*Examen des doctrines*, etc., la révolution mémorable qui s'est opérée de nos jours en médecine ; il avoue franchement que, dans son ouvrage, il a adopté les opinions de M. Broussais relativement à la maladie particulière dont il traite. Cette franchise honore l'auteur, c'est ainsi qu'il convient d'en user envers un homme tel que M. Broussais ; mais ce n'est point à *l'inflammation* que M. Broussais rapporte, comme à leur cause première, les productions accidentelles en général, et quant à l'encéphale en particulier, les tubercules, les productions stéatomateuses, etc., c'est à *l'irritation* : et l'irritation n'est pas à confondre avec l'inflammation. Je sais que quoique une couronne académique ait été décernée comme prix d'une question relative à leur différence, celle-ci n'a encore été convenablement indiquée par personne, mais elle n'en est pas moins réelle. Nous aurions désiré que M. B. n'eût pas négligé cette distinction, laquelle n'est pas une affaire de mots, mais qui touche au cœur de la thérapeutique.

M. B. avance : « Que de ce qu'il est impossible de concevoir
» la vie et l'organisation (peut-être mieux vaudrait l'organisa-
» tion et la vie) sans le concours des solides et des liquides, il
» s'ensuit que *toute* maladie suppose l'altération simultanée
» des solides et des liquides, parce qu'une maladie est une al-
» tération de la vie et de l'organisation. » Quoi qu'il puisse y avoir dans tout cela de spécieux, ce n'en est pas moins faux. Oui, les solides et les fluides sont les conditions indispensables de toute organisation ; oui, leur action réciproque est le double terme sans lequel on ne peut pas plus concevoir le phénomène général de la vie, dans l'état pathologique, que dans l'état physiologique. Mais un phénomène, pour être interverti a-t-il besoin d'être troublé dans tous ses termes ? plus l'action particulière des solides et des liquides est indispensable aux actions vitales, et plus au contraire on est en droit d'en conclure que l'altération isolée des uns ou des autres est une condition suffisante pour produire l'état de maladie. Sans doute, quand une maladie persiste depuis un certain temps, on trouve les deux conditions que M. B. assigne comme nécessaires à l'état pathologique ; il est impossible que les solides venant à être modifiés dans leur état organique, les liquides n'éprouvent pas bientôt dans leurs propriétés, ou même dans leur com-

position intime, des mutations profondes; mais dans l'origine, à moins de l'introduction dans l'économie d'un principe étranger par voie d'absorption, quel genre d'altération peuvent-ils offrir? Quelle est-elle au début, par exemple, dans le cas de panaris par cause externe, ou également au début dans les cas d'angines, de pleurésies, de péripneumonies, par passage subit du froid au chaud, etc.? Quelle altération de liquides suppose la gastro-entérite ordinaire? Dans les cas cités plus haut et autres, il y a trouble, perversion locale en général des fonctions circulatoires; mais, en ce qui concerne les fluides, rien de plus. En allant plus loin, on tombe dans l'humorisme.

Qu'on n'infère pas de là toutefois que nous limitons aux solides toute la pathologie. Ce qui suit renferme à cet égard notre véritable pensée.

« Si toutes les maladies consistent dans une lésion des tissus » solides et de leurs propriétés; s'il n'en est point qui n'ait son » siége dans les solides; si la plupart de leurs symptômes et » leurs symptômes les plus importans doivent être rapportés » aux solides, il n'en est pas de même de leur cause; c'est dans » les fluides qu'on trouve le plus grand nombre de celles-ci; » et, sous ce rapport, les fluides sont aussi une partie essentielle » du domaine de la pathologie (*op. cit. pag.* 12). »

On voit que si nous ne sommes point médecins humoristes, nous ne sommes pas non plus solidistes ou vitalistes purs et exclusifs.

M. B. fait très-bien ressortir les avantages de l'application de la physiologie à la pathologie, et en même temps ceux qui résultent de l'étude de la physiologie au moyen de la pathologie; la physiologie devant servir de base à la pathologie, et celle-ci étant à son tour pour la première la source la plus féconde.... Ainsi se trouvent sagement réfutés des raisonnemens tout à la fois faux et superficiels, présentés assez récemment contre la nouvelle médecine.

Peu de personnes, je pense, admettront ce que M. B, recommande de ne jamais oublier, savoir : « Que la première condi- » tion de toute formation de tissus accidentels, la condition *sine* » *quâ non*, consiste dans la sécrétion d'une quantité plus ou » moins considérable de pus. » Quoi! toutes les productions calcaires, osseuses ou fibreuses, cartilagineuses et fibro-cartilagineuses, les kystes, etc., supposent une sécrétion purulente? L'inflammation a pour résultat nécessaire la formation du pus? il n'en peut point, immédiatement ou sans pus, résulter d'autre produit?..... Je ne sais si l'auteur y a pensé sérieusement, mais il nous semble avoir au moins donné au mot *pus* une grande extension..... Au reste, cette opinion de la page 4 de son ouvrage ne paraît pas bien décidée, car à la page 203, il dit « que les productions accidentelles peuvent ne pas varier seulement par leur caractère extérieur, mais encore dans leur nature intime; et quant à la matière *cancéreuse* ou *encéphaloïde*, qu'il n'oserait assurer qu'elle reconnaît constamment une phlegmasie pour cause productrice; et, à la page 244, «qu'une obscurité profonde couvrira long-temps la formation des tissus accidentels, laquelle n'est, en quelque sorte, qu'une *nutrition* »... Si la matière *encéphaloïde* peut se développer sans inflammation, probablement elle peut aussi se développer sans pus, et si les productions accidentelles se développent par nutrition, ce n'est pas par concrétion de pus.

Cette opinion de M. B. l'entraîne loin.

Après avoir cherché à démontrer que les kystes qui renferment du pus sont formés par la concrétion de la partie coagulable de ce fluide, il dit, à la page 280, que toute cicatrice (car une cicatrice est aussi une production accidentelle) suppose un travail inflammatoire, etc..... On pourrait passer à M. B. cette proposition qui, prise en elle-même, est très-vraie; mais M. B. n'entend pas parler de ce travail inflammatoire qui avait été si convenablement appelé *adhésif*, et qui ne s'accompagne que de l'exhalation d'une *lymphe coagulable*, terme dont M. B. ne paraît pas vouloir; il entend parler de ce travail dont la sécrétion purulente est le résultat, et c'est là où est l'erreur.

L'inflammation *adhésive* et l'inflammation *suppurative* sont sans doute deux degrés d'un même phénomène, mais ce sont deux degrés où les choses se passent d'une manière si différente qu'il est impossible de les confondre. Il n'est pas plus possible de confondre leurs produits, savoir, pour l'une *la lymphe coagulable*, et pour l'autre le *pus*...... La réunion immédiate des plaies supposerait donc une sécrétion purulente? Mais elle a souvent lieu en moins de vingt-quatre heures; la suppuration est-elle jamais un résultat si prompt?.....D'ailleurs, si la formation des cicatrices supposait celle du pus, cette dernière serait un résultat désirable dans les cas mêmes de réunion immédiate ; or tous les efforts de l'art ne tendent-ils pas alors à la prévenir?..... Que si l'auteur nous répond que notre lymphe coagulable est pour lui le pus, nous n'avons plus rien à dire ; mais autrement tout est absurde.

Pour nous, le pus ne peut donner naissance à aucune production organisée !.... Dès qu'il est formé, il est pour les parties au sein desquelles il se trouve un corps étranger (ce qu'au reste M. B. admet lui-même), et tout se passe autour de l'un comme tout se passerait autour de l'autre, comme tout se passe autour du sang dans le cas d'épanchement de ce fluide.

Dans les abcès enkystés, la lymphe coagulable est versée à la surface du pus comme limite entre les parties qui jouissent de la vie et un corps qui n'y peut plus servir ; le produit de cette exhalation s'organise et devient ainsi le premier rudiment de la poche celluleuse ou cellulo-fibreuse, etc., caractéristique du genre d'abcès où elle existe.

Et qu'on ne dise pas que j'établis ici une hypothèse à laquelle répugnent tout à la fois le mode d'accroissement du kyste en épaisseur et la diminution de la masse purulente..... Dès que la première couche de *lymphe* versée à la périphérie de cette masse s'est organisée, une exhalation lymphatique, semblable à celle qui lui a donné naissance, continue de se faire à celle de ces deux surfaces qui répond à la matière étrangère, et comme une véritable absorption s'y fait également, le pus décroît en quantité en même temps que le kyste augmente en épaisseur.

D'où M. B. ferait-il venir le kyste qui environne les tubercules? Du pus? Mais les kystes ne paraissent que postérieurement à la formation des tubercules. Quand le pus s'est concrété pour donner naissance aux tubercules, comment pourrait-il encore fournir matière au développement des kystes, etc., etc. ?

Ainsi dans les abcès enkystés, ce n'est point aux dépens du pus, mais bien aux dépens du sang que le kyste se forme..... Toutes les autres productions *organiques* que l'auteur attribue au pus ont, à nos yeux, la même origine.

C'est donc à tort que M. B. a pris, ainsi qu'on le verra plus loin, le développement des productions accidentelles pour caractère d'une quatrième période de l'encéphalite, puisque parmi ces productions il en est plusieurs qui peuvent se développer sans la suppuration que M. B. a prise pour caractère d'une période moins avancée, et que d'ailleurs M. B. admet comme possible que d'autres productions existent sans provenir, je ne dis pas seulement de la suppuration, mais même de toute inflammation. Il est évident que M. B., parti d'un faux principe, a été entraîné à de fausses conséquences.

Le traité de l'encéphalite est divisé en deux livres ; le premier se compose des histoires particulières de l'encéphalite. Ces observations sont classées d'après la nature et le degré plus ou moins avancé des altérations organiques : 1°. rougeur, injection, tuméfaction ; 2°. ramollissement, suppuration, disséminée ou en foyer ; 3°. abcès enkysté ; 4°. productions accidentelles.

Elles sont nombreuses, rédigées dans le même esprit que celles des Lettres anatomico-pathologiques de M. Lallemand, suivies également de commentaires où l'auteur cherche à faire ressortir ce qu'elles lui semblent offrir d'intéressant.

Si elles ne renferment pas beaucoup de choses neuves, si toutes même ne sont pas publiées pour la première fois, elles ne laissent pourtant pas d'offrir de l'intérêt, soit parce qu'elles sont présentées sous un point de vue nouveau, ou qu'elles viennent à l'appui de faits encore assez récens pour comporter de nouvelles preuves, ou même parce qu'elles en établissent qui n'avaient encore été, pour ainsi dire, que pressenties.

Toutefois, quelque nombreuses que soient les observations de l'auteur, elles ne nous ont pas semblé, cependant, présenter l'encéphalite ainsi qu'il le dit, sous toutes les formes qu'elle peut revêtir. Par exemple, offrent-elles des faits semblables à ceux dont j'ai rapporté l'histoire dans mon *Mémoire sur les irritations encéphalites et rachidiennes* (et cependant le premier de ces cas était un encéphalite s'il en fut jamais), ou à celui que j'ai consigné dans l'un des numéros des Annales de la médecine physiologique, pour l'année 1824?

Parmi les exemples d'encéphalites rapportés par l'auteur, soit au commencement de son ouvrage, pour en venir à tracer l'histoire générale de cette affection, soit à la fin, pour appuyer le mode de traitement qu'il indique, beaucoup, comme dans les ouvrages de ses devanciers, ne sont même pas réellement des *encéphalites*, c'est-à-dire des irritations de la pulpe cérébrale, mais bien et seulement des irritations du *système vasculaire encéphalique*, deux choses qu'en thérapeutique il est de la dernière importance de ne pas confondre.

Les considérations de l'auteur, constament déduites des faits, ne sont pas toujours dénuées d'intérêt, même pour ceux qui ne sont pas restés étrangers aux ouvrages déjà publiés sur cette matière; par exemple, «l'inflammation des organes parenchyma» teux, dit-il, a chez les enfans, comme celle des tissus mem» braneux, une grande tendance à se terminer par une sorte de » suppuration concrète. De même que chez eux, une inflamma» tion du larynx et des bronches se termine par la production » d'une fausse membrane, tandis que la même inflammation » donne lieu, chez l'adulte, à des ulcérations ou à des foyers » purulens; ainsi l'inflammation du cerveau qui détermine chez » l'adulte un ramollissement ou un abcès, engendre chez les en» fans, des masses tuberculeuses, etc.»...Des vues de cette nature en plus grand nombre feraient à elles seules, auprès d'un certain ordre de lecteurs, la fortune d'un livre.

Parmi les défauts reprochés par M. B. à l'ouvrage du professeur de Montpellier, il comprend la forme épistolaire. Peut-être il n'a pas tort; mais alors comment l'instinct de l'imitation l'a-t-il entraîné à en conserver jusqu'au style direct? Cette remarque a peu d'importance puisqu'elle ne touche qu'à la forme; cependant nous croyons devoir la faire, car enfin la forme est quelque chose.

— La seconde partie du traité de l'encéphalite a pour objet l'histoire générale de cette affection..... Dans l'exposition de ses caractères anatomiques et pathologiques, l'auteur a suivi la division précédemment adoptée par lui, de quatre périodes fondées sur les altérations de tissus. Nous avons exprimé notre opinion sur la dernière de ces périodes, nous n'y reviendrons pas.

L'auteur trace d'abord l'histoire de l'encéphalite générale, pour s'occuper ensuite de l'encéphalite partielle. Il indique les modifications des symptômes de cette dernière, d'après les divers points du cerveau qu'elle affecte. Jusqu'ici cette partie de l'histoire de l'encéphalite avait été généralement négligée, ou du moins nous ne possédions, en ce qui la concerne, que des données éparses.

Le siége différent des paralysies partielles prouve manifestement qu'il existe dans le cerveau plusieurs centres de mouvement, comme il y existe plusieurs centres de sensation et d'action intellectuelle. C'est un fait sur lequel l'auteur insiste avec raison.

Ce que M. Gall n'avait fait qu'indiquer, l'auteur l'établit par un grand nombre d'observations pathologiques :

Savoir : que « dans le lobule antérieur du cerveau réside tout » à la fois, mais d'une manière entièrement distincte, 1°. l'or- » gane de la formation et de la mémoire des mots; 2°. le » principe nerveux qui préside à la parole, le centre *législa-* » *teur* et *coordinateur* des mouvemens par lesquels l'homme » communique ses pensées et ses sentimens..... »

En sorte que ce serait à la lésion de ce lobule qu'il faudrait rapporter non-seulement la paralysie des organes de la parole, comme celle des membres inférieurs à la lésion du lobule moyen et du corps strié, comme celle des membres supérieurs à la lésion du lobule postérieur ou de la couche optique, mais encore le trouble ou la perte de la mémoire des mots.

Cette partie de l'ouvrage de M. B. fixe l'attention d'une manière particulière; mais il est évident que l'auteur a ici exagéré la doctrine de la pluralité des organes cérébraux, en cherchant à donner l'explication de choses qui, dans l'état actuel de la science, n'en comportent pas.

Il nous paraît démontré que la sensibilité et la motilité ont dans la masse encéphalique chacune leur organe distinct; mais nous n'inclinons nullement avec M. B. à l'opinion qu'elles résident exclusivement l'une dans la substance *grise*, et l'autre dans la substance *blanche*; jusqu'ici, au reste, ce n'est pour l'auteur lui-même qu'une hypothèse.

Beaucoup d'observations relatées dans son ouvrage tendent à prouver, conformément à l'opinion de quelques auteurs modernes, que la substance corticale de la partie supérieure des hémisphères est le siége spécial de l'intelligence.

L'auteur termine son histoire générale par un résumé où il trace les caractères propres de l'encéphalite générale et de l'encéphalite partielle comparées entre elles; puis ceux de l'encéphalite partielle comparée à l'arachnitis et à l'apoplexie.

Les auteurs qui ont traité de l'inflammation de l'arachnoïde lui avaient rapporté plusieurs symptômes qui appartiennent bien clairement à celle du cerveau lui-même. Cette remarque, faite depuis quelque temps, a été mise à profit par M. B ; il rend à l'encéphalite les signes qui lui sont propres, et cette correction tourne au profit du diagnostic général des affections cérébrales.

Mais il est encore ici des choses sur lesquelles nous pouvons passer condamnation. L'auteur croit que l'encéphalite générale est constamment la suite de l'arachnoïdite. Je ne sens point cette nécessité, que ces faits d'ailleurs sont loin de démontrer... Si une inflammation partielle peut se développer sans phlegmasie de l'arachnoïde, pourquoi n'en serait-il pas de même de l'inflammation générale? J'ai rapporté dans le mémoire sur les irritations encéphaliques et rachidiennes, que j'ai déjà cité, deux exemples d'encéphalite générale, non-seulement primitive, mais je crois encore sans complication véritable d'arachnitis ; au moins peut-on assurer que le premier cas en était totalement exempt.

L'auteur dit que dans l'encéphalite partielle, la paralysie locale qui succède à l'état spasmodique dépend de la désorganisation d'une portion du cerveau ; d'autres avant M. B. avaient dit la même chose de la paralysie apoplectique, mais c'est une double erreur; il peut y avoir dans l'encéphalite, comme dans l'apoplexie, paralysie sans désorganisation cérébrale; cet état peut résulter d'une simple congestion, et il en est ainsi de l'apoplexie elle-même, que par conséquent l'on traduit très-improprement par les mots *hémorrhagie cérébrale*. On peut encore consulter en preuve de ces assertions contradictoires aux opinions généralement reçues, l'observation d'une apoplexie survenue pendant l'administration de frictions mercurielles, laquelle se trouve consignée dans un des numéros des Annales de la médecine physiologique de l'année dernière; et, pour les conclusions qu'en a tirées M. Broussais, mon *Résumé des travaux de la médec. physiol.* pendant la même année.

Dois-je ajouter qu'il n'est pas vrai, quoique M. B. ne soit point encore le seul qui l'ait dit, que la paralysie sans convulsions *antécédentes* soit un signe caractéristique de l'apoplexie ; que, loin de là, l'état de congestion qui précède l'apoplexie, détermine souvent des convulsions avant de produire la paralysie, et que si l'on a dit le contraire, c'est qu'on n'a pas vu les malades à l'instant du premier effort hémorrhagique?

On lit avec plaisir l'article où M. B. traite des symptômes sympathiques de l'encéphalite ; on ne regrette qu'une chose, c'est qu'il ait réduit l'influence réciproque de l'estomac et de l'encéphale à un simple jeu de sensations. Les rapports de ces deux organes dans l'état pathologique ont une importance que l'auteur n'a point appréciée à sa juste valeur.

Le traitement n'est qu'effleuré. C'était cependant, relativement à l'encéphalite, le point sur lequel les besoins de la science se faisaient le plus vivement sentir ; car nous avions déjà d'assez bonnes choses en ce qui touche la physiologie et l'anatomie pathologique de cet appareil d'organes.

Si l'ouvrage de M. B. ne renferme pas beaucoup de choses ni de vues nouvelles ; s'il laisse dans un grand état d'imperfection la thérapeutique des irritations encéphaliques, du moins contient-il des faits qui ont une valeur quelconque, et que consulteront aussi volontiers que beaucoup d'autres, ceux qui par la suite s'occuperont de la physiologie de l'encéphale : sous ce rapport seul, il aurait donc son degré d'utilité ; mais en outre il offre une histoire de l'encéphalite plus exacte, plus régulière, plus complète que celles qui avaient été données jusqu'à ce jour, en même temps qu'il nous semble une assez bonne preuve du mérite personnel de l'auteur.

OBSERVATIONS

ON

THE CHOLERA MORBUS OF INDIA.

OBSERVATIONS

SUR

LE CHOLÉRA MORBUS DE L'INDE.

PAR WHITELAN AINSLIE, D.-M., etc.

In-8. Londres ; 1825.

M. A. a résidé dans l'Inde pendant plus de trente ans en qualité de médecin ; il fut président du comité chargé de recherches sur la nature de l'épidémie qui, pendant les années 1809, 1810 et 1811, régna dans l'Inde méridionale. A ce double titre il pense être en droit d'exprimer son opinion sur le fléau qui dévaste depuis quelques années les possessions de l'Angleterre dans cette contrée, et qu'il croit être le choléra *epidémique*. Il n'a point vu la maladie sous cette forme ; mais comme dans les postes qu'en divers temps il occupa sur la côte de Coromandel, il eut de nombreuses occasions de traiter le

* Extrait du *Bulletin universel des Sciences et de l'Industrie*, publié sous la direction de M. le baron de Férussac. IIIe. Section, sept. 1825.

choléra morbus *sporadique*, lequel offrait dans beaucoup de cas à peu près tous les symptômes de l'épidémie qui sévit actuellement dans l'Inde, et qu'il paraît que les deux affections ne sont que deux degrés différens de la même maladie, le choléra ordinaire étant le moindre et le choléra épidémique le plus grave, il espère qu'il pourra contribuer à éclaircir un fait jusqu'ici embarrassant et qui semble, par son caractère particulier, en opposition avec des opinions depuis long-temps reçues.

Il a consulté à cet égard la plupart des ouvrages publiés sur la matière.

Après quelques considérations générales, l'auteur commence par tracer le mode d'invasion ordinaire du choléra morbus sporadique. La matière du vomissement dans cette maladie offre, dit-il, à l'analyse chimique un principe toujours plus ou moins acide, provenant des alimens ou des boissons dont les malades ont fait usage.

Quand la bile, par les efforts du vomissement, passe du duodénum dans la cavité de ce viscère, elle y neutralise l'acide qui s'y trouve, et par là les symptômes commencent à s'améliorer. La portion de ce fluide qui passe par les selles, et qui est toujours considérable, agit comme un purgatif naturel (ce qui a toujours lieu quand elle n'est pas entièrement mêlée au chyme), et soulage beaucoup. La maladie se termine ou peut se terminer ainsi par les seuls efforts de la nature; mais, dans d'autres cas, rares il est vrai, le choléra morbus sporadique offre un caractère de gravité qui le rapproche beaucoup du choléra épidémique, tel qu'il règne actuellement dans l'Inde.

L'auteur indique les symptômes ou les circonstances qui le distinguent alors : celle d'une chaleur brûlante à l'épigastre est la plus remarquable; l'auteur l'attribue à l'*acrimonie* de l'acide, qu'il regarde comme la cause de la maladie.

D'autres médecins ont observé ailleurs et dans d'autres temps le choléra morbus; mais, quelque grave qu'il fût, il n'était rien en comparaison de celui qui depuis bientôt huit ans ravage les possessions anglaises de l'Inde, où il se propage dans des saisons et des circonstances si opposées, qu'on ne sait encore à quoi s'en tenir sur sa cause, sa nature et le traitement qui lui convient ; c'est le choléra épidémique.

Il est des cas où, dans cette affection, on n'observe ni convulsions, ni vomissemens, ni selles; dans d'autres on remarque le trismus ou des symptômes analogues à ceux de l'hydrophobie, etc. Les malades meurent dans 12 ou 15 heures à dater de l'invasion, et quelquefois en trois.

A l'ouverture des cadavres, on a, en général, trouvé le sang de couleur obscure ou pourpre, l'estomac et les intestins remplis d'une matière gélatineuse et quelquefois d'un fluide d'un gris sale, toujours dépourvu à leur surface de l'humidité et de l'aspect luisant qui leur est naturel ; le foie beaucoup plus volumineux; les vaisseaux artériels et veineux du cerveau gorgés de sang, chacun avec la couleur qui leur est propre ; dans certains cas, en ouvrant l'abdomen, il s'en exhale une odeur particulière et contre nature fort dangereuse à respirer.

Quant à la cause éloignée de la maladie, celle qui rend le choléra plus grave en même temps qu'épidémique, l'auteur, qui d'abord s'était contenté d'observer qu'il en est ainsi de toute maladie qui vient à subir la même modification (ex. : la dysenterie, le catarrhe, etc.), s'occupe ici de cette cause particulière. Il n'admet point que le choléra épidémique doive son origine à un principe contagieux répandu dans l'air, ni qu'il soit contagieux lui-même.

Les changemens considérables et rapides qui chaque jour, et même à chaque heure, se passent dans l'atmosphère (quant au poids, à la température, à l'humidité, à l'état électrique, etc.), et par suite dans l'économie vivante, les variations dans l'ordre habituel du climat, sont des circonstances dont il est important de tenir compte, mais qui pourtant à raison de trop de généralité, ne peuvent servir comme moyen d'explication applicable à tous les genres d'épidémie.

La diminution de la quantité d'électricité libre dans l'atmosphère a été donnée comme cause éloignée du choléra épidémique ; l'auteur n'admet point cette opinion ; il n'admet non plus avec d'autres, comme cause éloignée de la maladie, ni le gaz acide carbonique, ni l'oxigène ; mais il lui paraît plus probable que cette cause se trouve dans la modification de l'électricité désignée sous le nom de galvanisme, et dans les variations que le galvanisme éprouve. En même temps il reconnaît pour cause prochaine la diminution d'énergie du système nerveux et spécialement de l'encéphale, l'abaissement des forces ou de l'énergie vitales, suite d'une altération quelconque du galvanisme *atmosphérique* ou animal (de sa diminution ou d'une perversion dans son mode de distribution); l'influence de cette cause et le développement de la maladie étant d'ailleurs favorisés par l'idiosyncrasie et une prédisposition particulière. De là le dérangement des premières voies, l'altération du suc gastrique, et la production dans l'estomac d'un acide particulier analogue à celui qui s'y développe dans les cas d'indigestion.

La bile en surabondance peut bien produire la diarrhée, et, en cas de non-évacuation, la *fièvre* bilieuse; mais dans aucuns cas rien de semblable au choléra morbus; les symptômes caractéristiques de celui-ci ne pouvant exister que par la présence d'un acide provenant du dehors, ou développé dans la cavité même de l'estomac. La bile, loin de produire le choléra, en arrête souvent la marche en calmant les vomissemens, suivant ce que pense l'auteur.

L'auteur ici rappelle toutes les raisons, tous les faits qui existent en faveur de l'analogie de l'électricité avec le galvanisme, et de l'identité de celui-ci avec l'*influence nerveuse*.

De là il arrive enfin au traitement. Celui du choléra morbus sporadique, fondé sur ce que lui a appris l'expérience, est son objet principal; cependant comme le cholera épidémique n'est réellement que la même maladie à un degré plus intense, il croit utile de faire connaître son opinion particulière en ce qui concerne la thérapeutique du dernier.

Les stimulans énergiques externes et internes, les antispasmodiques, les vésicatoires, les embrocations chaudes ne lui réussissant pas, et les matières des vomissemens étant toujours de nature acide, il se décida de suite à donner le sous-carbonate de magnésie dans un peu d'eau tiède, à la dose de deux ou trois gros, et il le fit avec un succès tel que rarement il fut forcé d'y revenir. Les vomissemens cessaient, le pouls se relevait, etc. Si les évacuations alvines qui survenaient étaient insuffisantes ou *bilieuses*, il donnait le calomel joint à la rhubarbe, etc. ; alors si les accidens avaient été graves, il prescrivait avec le plus grand avantage une légère dose d'opium. Employés avant le sous-carbonate de magnésie, les opiacés ne procuraient qu'un soulagement momentané.

Le sous-carbonate de magnésie avec lequel seul l'auteur a sauvé dans l'Inde des milliers d'individus, a été donné par lui avec un égal succès, dans les cas analogues, depuis son retour en Angleterre; aussi le regardait-il comme un véritable spécifique dans le choléra morbus sporadique, pourvu qu'il soit donné à temps.

Il propose le même moyen contre le choléra épidémique, en le répétant, s'il est nécessaire, avec addition d'un peu de gingembre ou de poivre noir pulvérisé, jusqu'à ce que soit détruite la cause qui provoque les vomissemens. Ceux-ci, de même que le développement de l'acide dont la présence les détermine, ne se rattachent ici que comme symptômes à la cause générale de la maladie, tandis qu'ils sont la cause et la circonstance fondamentale du choléra sporadique; mais comme les premiers sont un symptôme très-fâcheux, c'est un point capital de les calmer en neutralisant le second. L'acide dont on parle ici est tellement tenace, que neuf fois sur dix les boissons délayantes les plus abondantes ne réussissent point à en débarrasser l'estomac. Mais la nature se ménage quelquefois à elle-même un moyen plus efficace d'arriver au même but, et ce moyen, c'est la bile qui, lorsque le spasme n'est point assez violent pour l'empêcher, passe du duodénum dans l'estomac, lors des efforts du vomissement, lesquels dès lors se trouvent arrêtés.

On a donné la magnésie dans des cas de choléra épidémique, et souvent le médecin a été trompé dans son attente; mais c'est qu'on l'a donnée dans le lait, et que l'acide de ce fluide a dû nécessairement paralyser son action neutralisante, outre que l'estomac en état de maladie ne s'accommode jamais du lait sous quelque forme qu'on le donne. Au reste, si les vomissemens n'avaient pas été arrêtés par l'emploi de la magnésie, l'auteur demande pourquoi alors, imitant la nature et certains peuples de l'Inde, dans le cas même de choléra, on n'administrerait pas une composition analogue à la bile, ou mieux la bile elle-même comme tout autre médicament, et comme on l'a déjà fait en Europe dans d'autres cas, à raison de sa propriété légèrement apéritive et tonique.

Depuis 1818 que le choléra a pris la forme épidémique, les moyens jusqu'ici le plus généralement employés ont été les stimulans externes et internes, les émétiques, le calomel, la magnésie dans le lait, parfois les vésicatoires sur la tête et aux pieds, les sinapismes sur le ventre, l'acide nitrique à l'intérieur, les embrocations chaudes, les lavemens anodins, les bains tièdes; des compositions de teinture d'opium et d'éther sulfurique; de camphre, d'opium et d'huile de menthe poivrée; les vésicatoires sur le ventre, au moyen de l'eau bouillante et de l'acide nitrique, et enfin, les saignées copieuses. Ce dernier moyen a évidemment et immédiatement soulagé dans un grand nombre de cas dont la terminaison a été heureuse.

L'auteur récapitule les moyens dont se compose son plan de traitement du choléra épidémique: à la magnésie seule ou unie au poivre et au gingembre, etc., dont il a parlé précédemment; il ajoute ici deux petits vésicatoires à la partie interne des jambes, de fortes frictions avec la main sur la région du foie, pour provoquer des vomissemens de bile; un purgatif, et quand des évacuations suffisantes ont eu lieu, une légère dose d'opium; pendant quelques jours l'abstinence de tout aliment capable de reproduire *l'irritation de l'estomac*; comme régime le plus convenable, l'usage du café faible, bien préparé, sans lait, mais avec un peu de pain rôti (l'auteur a remarqué, dans beaucoup de cas, que le café ainsi préparé jouissait de la propriété d'arrêter le vomissement); dans les cas graves où l'on ne remarque ni vomissemens ni spasmes, l'emploi du galvanisme appliqué habilement et pendant un temps convenable, à la région de l'estomac, du foie, du cerveau, du cœur, pour remédier et suppléer à l'influence nerveuse que la cause morbide tend à anéantir; l'inspiration simultanéee de l'oxigène, et comme moyen secondaire, la chaleur, les sinapismes, les embrocations stimulantes, etc.

Au moment de la première invasion, un grand exercice et le changement d'air ont plus d'une fois prévenu le développement ultérieur des symptômes.

L'ouvrage est terminé par quelques détails sur les maladies

plus particulières au climat de l'Inde, sur le développement et les progrès du choléra dans cette contrée, son mode de traitement chez les divers peuples de l'Asie, et les ravages épouvantables qu'il a faits parmi eux dans ces dernières années.

L'auteur se recommande par une longue expérience, beaucoup d'instruction et une grande modestie. Mais son ouvrage, en France du moins, ne sera pas trouvé, sous tous les rapports, au niveau de son époque. Nous pourrions parler du défaut de méthode, du peu de netteté et de précision, de quelques hors-d'œuvres; mais comme la forme épistolaire adoptée par l'auteur est pour lui une excuse, nous nous bornerons à examiner l'ouvrage quant au fond.

Il n'y a pas plus de raison d'admettre le galvanisme que l'électricité proprement dite, comme cause éloignée du choléra épidémique. L'observation des symptômes, le traitement et la nécroscopie se refusent également à admettre, comme cause prochaine, la diminution d'énergie du système nerveux ou l'affaissement des forces vitales.

La cause immédiate ou prochaine du choléra morbus épidémique ou sporadique est l'irritation. La condition particulière de l'état atmosphérique sous laquelle il se développe, n'est ni moins ni plus appréciable que celle qui occasione à certaines époques des ophthalmies, des pleurésies épidémiques, etc.; il n'est point probable qu'elle soit d'une nature particulière; elle est plus générale, plus violente, plus rapide, voilà la seule différence; mais fût-elle en effet toute particulière, les principes généraux de la thérapeutique n'en seraient pas moins applicables au cas, et la recherche d'un *spécifique* absolument vaine.

Les vomissemens ne sont point produits par l'acide des voies digestives, ni les convulsions par le fait du vomissement; mais ces deux symptômes se rattachent immédiatement à l'irritation du système nerveux, l'un plus particulièrement à celle de l'encéphale, l'autre à celle de la moelle épinière. Ce n'est point en agissant sur l'acide que la bile soulage, lorsque passant dans l'estomac elle est rejetée par le vomissement. Si elle séjournait dans ce viscère, les accidens n'en deviendraient que plus graves; évacuée par les selles, les résultats seraient les mêmes. L'irritation du système nerveux est le principe de tous les accidens; les opiacés ne réussissent pas avant l'emploi de la magnésie, mais c'est que l'emploi de la magnésie est suivi d'évacuations dont la matière était elle-même une cause permanente d'irritation.

Si les spasmes, etc., tenaient à une autre cause que l'irritation du système nerveux et ultérieurement celle du système circulatoire, comment les saignées copieuses les auraient-elles tant de fois soulagés d'une manière manifeste et immédiate? Au reste, je ne veux pas dire que, dans tous les cas, les émissions sanguines en soient le remède et surtout le remède unique; on le verra plus loin.

Considérés comme symptômes, la gravité et le danger des convulsions et des spasmes ne sont pas dans l'abattement qui leur succède, encore moins dans la constriction de l'orifice du conduit hépatique, mais bien dans la lésion directe ou sympathique du système nerveux.

Le caractère d'acidité que présentent les matières du vomissement ou que l'on retrouve dans celles que contient le tube gastro-intestinal, dans le cas d'ouverture, en admettant qu'il provienne du développement d'un acide *entièrement sui generis* (comme le dit notre auteur pour expliquer les succès obtenus dans certains cas de l'emploi de l'acide nitrique), ne vient nullement d'une diminution dans l'énergie vitale, mais bien de l'irritation propre de la muqueuse gastro-intestinale. Le résultat constant de l'irritation est de pervertir les sécrétions, les exhalations, etc.; on le voit dans l'ophthalmie, dans la colite, dans la blennorrhagie, et surtout dans cette modification de la gastro-entérite que les anciens désignaient sous le nom de *fièvre* muqueuse. C'est prendre l'effet pour la cause que d'attribuer à l'acide, l'état de l'estomac d'où résultent les vomissemens, les convulsions, etc. Certes, la présence de matières acides dans les voies digestives les constitue dans une condition qui ne doit pas être négligée; mais il en est de même de matières simplement bilieuses ou muqueuses dans les cas ordinaires, et il est à remplir d'autres indications fondamentales qui naissent de l'état d'irritation générale des systèmes nerveux et circulatoire, et en particulier de la portion de ces systèmes qui entrent comme élément dans la structure de l'estomac et des intestins.... Doute-t-on que l'irritation soit la cause première, que l'acide soit lui-même un produit de l'irritation? L'auteur l'établit comme un fait, car il reconnaît que les mets de haut goût favorisent le développement d'une manière particulière. Il est vrai que c'est, selon lui, en affaiblissant l'estomac; mais pour qui les mets de haut goût seront-ils des causes d'affaiblissement direct, et non, avant tout, des agens énergiques d'irritation, c'est-à-dire d'exagération de forces ou de vitalité?

Nous ne doutons point que l'auteur n'ait retiré de grands avantages de l'emploi du sous-carbonate de magnésie, dans le choléra produit par des acides provenant du dehors : on neutralise la cause, les accidens cessent; mais puisque dans le cas de choléra épidémique, cet acide ne se retrouve plus comme cause, comment raisonner d'un cas à l'autre? S'il était vrai, comme le pense l'auteur, qu'on pût au moins calmer les vomissemens, ce serait incontestablement un grand point; mais d'après ce que nous venons de voir, que l'acide n'est point la cause des vomissemens, comment compter sur ce résultat? Au reste, si employé seul il ne réussissait pas, croit-on qu'il aurait plus de succès en l'associant au poivre ou au gingembre? L'auteur, en conseillant cette combinaison, n'a-t-il pas été induit en erreur par sa fausse théorie de la faiblesse du système nerveux et de l'estomac?... Cependant il avait, pour le garantir de l'erreur, les résultats de sa propre expérience, ses succès dans le traitement du choléra sporadique, qu'il regarde lui-même comme ne différant point essentiellement de l'épidémique, et contre lequel il avoue que les stimulans ne lui ont, non plus qu'aux autres médecins, jamais réussi.

En conseillant d'éviter l'usage des alimens qui peuvent reproduire *l'irritation de l'estomac*, l'auteur donne sans doute un fort bon avis; mais comment l'accorder, soit avec ses idées sur la faiblesse, soit avec l'emploi qu'il propose du poivre et du gingembre associé à la magnésie? Il y a dans tout cela bien peu d'accord, mais où ne va-t-on pas en partant d'un faux principe?

Nos voisins ne connaissent point assez *l'anatomie des tissus*, *la doctrine de l'irritation*, *celle des sympathies*, et surtout l'influence du système nerveux dans l'état pathologique. Une donnée aujourd'hui vulgaire parmi nous, celle d'une faiblesse qui n'est qu'apparente, d'une adynamie par oppression, ou enchaînement de forces dans les cas d'une irritation viscérale *intense*, leur paraît encore absolument étrangère. Dès lors comment s'étonner de leur embarras dans les cas de physiologie pathologique les plus simples, et de certaines de leurs idées en thérapeutique?

L'auteur pensant que « c'est par un examen sévère et non par » une flatterie sans discernement qu'il faut chercher à servir la » science », nous saura gré, nous n'en doutons point, du jugement que nous venons de porter de son ouvrage.

www.ingramcontent.com/pod-product-compliance
Ingram Content Group UK Ltd.
Pitfield, Milton Keynes, MK11 3LW, UK
UKHW020225200726
13856UKWH00004B/1614